DE LA
GLYCÉRINE

OU

DÉVELOPPEMENS D'UN MÉMOIRE

Présenté à l'Académie impériale de Médecine

de Paris, sur l'emploi de la

GLYCÉRINE IODÉE,

comme succédanée de l'Huile de Foie de Morue,

etc., etc., etc.

Lu dans sa séance du 11 Mars 1856.

COMMISSION D'EXAMEN :

MM. Michel-Lévy, Chevallier, Bouchardat, rapporteur,

Par J.-L. **LAMBERT-SERON**, Médecin à Chauny, (Aisne).

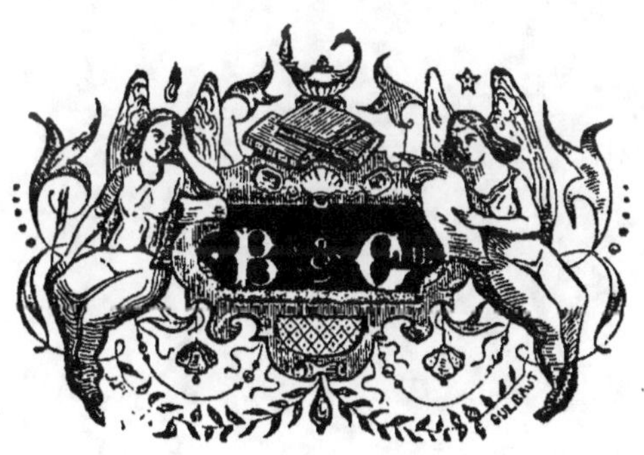

CHAUNY.

Imprimerie et Lithographie B. Guillaume, rue du Pont-Royal

MDCCCLVI.

AVANT-PROPOS.

En attendant que la Commission chargée d'examiner mon Mémoire ait le temps de s'en occuper, je crois devoir retoucher, refondre et compléter mon travail, par des additions et des changements, tout en conservant intacte l'idée-mère ; car mon œuvre se ressent manifestement de la précipitation avec laquelle je l'ai d'abord produite, dans la crainte d'être devancé.

Ainsi, au premier aperçu, ma thèse semble rouler exclusivement sur l'emploi de la Glycérine iodée, comme succédanée de l'huile de foie de morue, et voilà que, dans mon résumé, je demande à l'Académie la consécration, non pas de la Glycérine iodée seule, mais de trois Glycérolés. Pourquoi cette superfétation ?

C'est qu'il existe une connexion tellement intime entre les trois formules, que la conception de l'une entraîne forcément l'idée des deux autres.

Si donc j'ai manqué de méthode dans la manière

de présenter la question au Corps savant, je vais faire
tous mes efforts pour apporter plus d'ordre, de
clarté et d'analyse dans mon exposé, et, par là
même, simplifier la tâche de Messieurs les Commis-
saires.

Lambert-Seron.

DE LA GLYCÉRINE.

PARAGRAPHE 1.

La Glycérine est une matière sucrée, non fermentescible, transparente, d'une couleur plus ou moins ambrée, qui se produit par la réaction des Oxydes métalliques sur les corps gras neutres pendant la saponification. Scheele, qui a découvert cette substance, l'avait appelée principe doux des huiles.

Sa composition chimique est $C^6.\ H^7.\ O^5. + H O$.

L'eau et l'alcool la dissolvent en toutes proportions. Elle est peu soluble dans l'éther ; l'iode la colore légèrement en jaune orangé, mais *ne lui fait subir aucune altération*.

La Glycérine se prépare de différentes manières ; mais le point important, dans sa préparation, au point de vue de la thérapeutique, serait d'opérer sur les corps gras frais et récents, pour l'obtenir pure et exempte du goût de brou de noix, qu'on rencontre dans celle du commerce.

Pour peu qu'on la chauffe et la rapproche (*la Glycérine du commerce*), elle perd ce goût et prend celui de sucre candi, ce qui porterait à penser que la saveur de brou de noix n'est pas inhérente au principe doux des huiles, mais se trouve être tout simplement un goût du *cru*.

Je n'entrerai pas dans plus de détails relativement

— 6 —

à l'action d'autres agents chimiques sur la Glycérine;
je me bornerai à l'étudier comme substance médico-
pharmaceutique.

Déjà M. Trousseau avait préconisé l'emploi de la
Glycérine à *l'extérieur*, dans les Dermatoses superfi-
cielles; sans doute il lui attribuait des propriétés
lénitives. M. Bazin avait également recommandé la
Glycérine dans une foule de maladies de la peau, et
M. Cap avait introduit dans la pharmacie, comme
excipient, le principe doux des huiles destiné, bien
entendu, aux préparations officinales externes, quand
l'idée m'est venue d'en faire un médicament pour
usage *interne*.

Un jour, en voyant une jeune fille, aux prises
avec sa cuillerée d'huile de foie de morue,
hésiter, regimber, se faire violence pendant un quart
d'heure avant de se décider à en approcher les lèvres,
je me suis bien promis, de chercher un succédané à
ce dégoûtant breuvage.

Dans mes recherches, je suis tombé sur la Glycérine. — Ayant communiqué mon idée à M. Cagniart,
pharmacien à Chauny, nous nous sommes occupés
ensemble de cette substance : nous l'avons soumise
à mille épreuves de cabinet; nous l'avons essayée
pure, sur nous-mêmes, pendant plus de quinze jours,
sans en éprouver la moindre incommodité.

Encouragés par ces essais, par la transparence, la
saveur sucrée et la *potabilité* de ce liquide, nous en
administrâmes trois cuillerées à bouche, par jour, à
un enfant de 20 mois, atteint de mésentérite tuber-
culeuse. Le malade en buvait, non seulement sans
répugnance, mais, je puis le dire, avec volupté. Il

s'en trouva très-bien, ainsi qu'une femme de 24 ans épuisée par une perte utérine très-abondante.

Voir, à ce sujet, les deux premières observations.

Ensuite, nous nous sommes dit : s'il est vrai que l'huile de foie de morue blanche, blonde ou brune, agisse par ses principes gras, huileux et iodiques, nous n'avons qu'à ajouter de l'iode à la Glycérine, dans des proportions convenables, et notre Glycérolé iodé pourra bien rivaliser de propriétés thérapeutiques avec l'huile de foie de morue. En définitif, nous sommes certains de l'innocuité du remède.

L'action et le dosage de l'iode étant connus, la Glycérine nous offrant, d'autre part, la garantie de sa qualité assimilable, nous avons fait le mélange et nous l'avons étiqueté : *Glycérine iodée.*

De cette formule découlent naturellement celles de Glycérine *proto-iodo-ferreuse* et de Glycérine *proto-iodo-Kalique.*

Puisse cette préparation, sinon détrôner l'huile de foie de morue, à laquelle je me plais à rendre hommage, mais au moins l'égaler en vertus médicinales!

PARAGRAPHE 2.

L'iode, ainsi que ses composés, a fait ses preuves depuis longtemps. Ouvrez le formulaire de Monsieur Bouchardat et vous trouverez à l'article : « *Iode, Iodure,* » un éloge pompeux de ces agents thérapeutiques, éloge d'autant plus mérité, qu'il sort de la plume d'un savant distingué et expert consommé en chimie médicale.

L'iode, ajouté à la Glycérine, assure donc, par anticipation, une valeur médicinale à notre préparation, et, à supposer toutefois que la Glycérine fût inerte, (la Commission est là pour en juger). il n'en est pas moins vrai que nous avons donné à l'iode, et, subsidiairement, à beaucoup d'autres agents thérapeutiques, un excipient précieux, non fermentescible, inaltérable, tenant, comme le dit Monsieur Cap, le milieu entre l'huile et l'eau.

Voici comme nous préparons la Glycérine iodée :

> Glycérine incolore. . . . . . mille grammes.
> Iode pur. . . . . vingt centigrammes.
> Alcool rectifié, en quantité suffisante.

Dissoudre l'iode dans l'alcool, ajouter à la Glycérine et secouer jusqu'à homogénéité. — Moyenne, chez l'adulte : 15 grammes matin, midi et soir, ou trois cuillerées à soupe par jour, dans de l'eau de fontaine ou du lait. — Goître, Affections strumeuses, Phthisie, Rachitisme.

L'iode se conserve parfaitement dans le véhicule, à l'état de division métallique.

Voir la troisième et quatrième observations. (1)

---

(1) Si l'Académie approuve seulement l'usage interne de la Glycérine, nul ne peut prévoir la révolution qui peut survenir dans la pharmacopée. La Glycérine paraît appelée à faire la conquête de l'intérieur, et, comme on va le voir par ses nombreux emplois à l'extérieur, elle gagne insensiblement du terrain.

1. Elle remplace le Cérat;

2. Mélangée à l'eau de chaux, elle fournit un excellent topique pour les brûlures;

Paragraphe 3,

La Glycérine proto-iodo-ferreuse est en bonne voie
d'expérimentation, et nous espérons qu'elle devra
marcher l'égale des meilleures préparations ferrugi-
neuses.

Voici sa composition :

Glycérine incolore. . . . . . 666 grammes
Sirop de Proto-iodure de fer. 334 »

Mêlez, par agitation. — Moyenne, chez l'adulte :
Trois cuillerées à soupe par jour, dans de l'eau ou
du lait. Chaque cuillerée contient 50 centigrammes
d'iodure. — Leukémie, Leucorrhée, etc., etc., etc.
Pour obtenir le Sirop de proto-iodure de fer,
on prend : iode, 50 grammes, limaille de fer por-

---

3. Avec la potasse, elle ferait un liniment antipsorique
très-commode et très-efficace ; elle suffirait peut-être
elle seule, sans mélange, à asphyxier l'acarus ;

4. Unie au chloroforme, elle réussit dans l'Otalgie et l'Odon-
talgie, si on l'instille dans les oreilles ;

5. Unie au tannin, elle a bientôt fait justice des écou-
lements du vagin et de l'urèthre ;

6. Le sulfate de quinine, dissous dans la Glycérine, s'administre très-bien en boisson et en lavement ;

7. Pure, elle s'emploie à l'aide d'une éponge pour toucher
la muqueuse pharyngo-Laryngienne, dans la sécheresse
de la gorge, dans les toux nerveuses.

De là à l'intérieur, il n'y a plus qu'un pas.

D'ailleurs, . l'Académie décidera si nous avons tort ou
raison de l'administrer *intùs*, *pure*, comme assimiable nu-
tritive, analeptique, ou *mélangée*, pour remplir diverses indications.

phyrisée, 25 grammes, eau distillée, 600. On met le tout dans un matras, on chauffe doucement, puis vivement, jusqu'à ce qu'il ne reste plus que 500 grammes dans le matras. — On filtre promptement la liqueur sur 1000 grammes de sucre en poudre disposés à l'avance dans un autre matras. On fait fondre au bain-marie.

Le proto-sel y est fixé à l'état de division molléculaire. Il ne se décompose pas. *Quoiqu'à la longue il devienne jaune pâle, chose à remarquer, il ne dépose aucunement de sesquioxyde de fer, de sorte que, même en cet état, on a encore un composé ferrugineux d'un bon emploi thérapeutique.* — Dorvault, officine, page 491, deuxième édition.

Un mélange par 1|3 de Glycérine, de proto-iodure de fer et de sirop de gomme, donnerait, à la vérité, un composé bien moins susceptible de changer de couleur, mais n'ajouterait rien à la qualité chimique du composé.

PARAGRAPHE 4.

Le proto-iodure de potassium est un remède héroïque contre les accidents tertiaires et même secondaires de la Syphilis, contre les Scrofules et les engorgements glandulaires.

Dans ces derniers temps, l'on a peut-être exagéré la dose de ce sel à l'intérieur, en l'administrant jusqu'à 4, 5, 6 grammes par jour. Une moyenne d'un gramme par jour, pendant deux ou trois mois, nous paraît suffisante pour amener des résultats satisfaisants.

Or, comme la plupart des médecins prescrivent à la fois, sur la même consultation, l'huile de foie de morue et l'iodure de potassium, d'après notre opinion sur la Glycérine, nous avons dû réunir les deux médicaments sous une même espèce, pour remplir deux indications thérapeutiques.

La formule de la Glycérine proto-iodo-kalique fournirait donc, en un trait de plume, une médication complêxe.

Nous préparons ainsi la Glycérine proto-iodo-kalique :

        Eau distillée. . . . .   30 grammes.
        Proto-iodure de potassium. 30   —

Dissolvez le proto-sel dans l'eau distillée, ajoutez à 940 grammes de Glycérine et agitez pour le mélange.

Chaque cuillerée à bouche contient 50 centigrammes. — Moyenne, chez l'adulte : trois cuillerées à soupe, par jour, dans l'eau ou dans le lait. — Affections strumeuses, Herpétiques, Syphilis, etc.

Depuis près de trois mois, j'expérimente nos glycérolés et je puis produire des observations, qui, quoique sommaires et incomplètes, ne laissent pas de témoigner en faveur de nos prétentions; suivent ces observations :

PREMIÈRE OBSERVATION.

EMPLOI DE LA GLYCÉRINE PURE.

François C.., de Chauny, âgé de 20 mois, marchait à 16 mois. — On le sèvre et aussitôt après il devient faible, ne marche plus et maigrit considérablement;

tout en mangeant beaucoup de pain. — Ventre proéminent, dur, figure pâle, yeux hébétés. — Je lui administre trois cuillerées d'enfant de Glycérine *pure* par jour, pendant trois semaines. — Maintenant il recommence à marcher, le ventre diminue, la physionomie se ranime et tout en lui assure un prochain retour à la santé.

DEUXIÈME OBSERVATION.

EMPLOI DE LA GLYCÉRINE PURE.

Léonide L.., de Chauny, 24 ans, manouvrière, tempérament lymphatico-bilieux, réglée à 18 ans, leucorrhéique depuis cette époque, éprouva, il y a six semaines, à la suite d'une couche à terme, une perte utérine qui la mit à deux doigts de la mort. Elle est indigente et son corps est depuis longtemps épuisé par les privations, le froid et l'humidité d'une espèce de bouge qu'elle habite. — Quelques secours du bureau de bienfaisance l'aidèrent à se relever un peu de sa couche ; mais une fois réduite à ses propres ressources, elle retomba dans l'état de langueur où l'avait jetée son hémorrhagie. Depuis 20 jours elle prend par jour trois cuillerées de Glycérine pure, sans rien ajouter de plus à sa subsistance ordinaire, (pain, pommes de terre, eau pure) et elle reprend des forces et des couleurs à vue d'œil. Aujourd'hui elle est de retour.

TROISIEME OBSERVATION.

EMPLOI DE LA GLYCÉRINE IODÉE.

Marie G..., de Chauny, âgée de 10 ans, tempéramment lymphatique, face bouffie, lèvre supérieure portant le cachet de la constitution strumeuse, engorgement des glandes du cou, ophthalmie scrofuleuse, inappétence, apathie, peau brûlante, ventre tuméfié et tendu par le développement pathologique des glandes du mésentère, fut mise, il y a trois semaines environ, au régime analeptique et à l'usage de la Glycérine-iodée.

Aujourd'hui, ganglions, ophthalmie, empâtement du ventre, tout est disparu : Marie a repris des forces, de l'appétit et sa gaité ordinaire.

QUATRIÈME OBSERVATION.

EMPLOI DE LA GLYCÉRINE IODÉE.

Eugénie G.., sœur de la précédente : 6 ans, même tempérament, portant depuis deux mois une parotidite très-dure, qui gênait les mouvements de la mâchoire dans l'acte de la mastication. — Eugénie avait aussi, en même temps, les glandes axillaires et inguinales tuméfiées. — Anoréxie, indolence, amaigrissement, palpitations. Malgré sa répugnance à boire toute espèce de liquide, nous lui fîmes prendre trois cuillerées par jour de Glycérine iodée, et, tout en gardant la diète, tant à cause de l'anorexie, qu'à cause de la gêne des mâchoires, elle va beaucoup mieux ; la glande est à peu près fondue ; elle mange digère, court avec ses compagnes, et, après 20 jours de traitement, elle se trouve dans un état très-satis-faisant.

CINQUIÈME OBSERVATION.

EMPLOI DE LA GLYCÉRINE-PROTO-IODO-FERREUSE.

C., des environs de Chauny, 15 ans, élève de latin, tempéramment lymphatique, cheveux tirant sur le roux, ayant la face et les mains mouchetées d'éphé-lides, grandissant énormément depuis six mois, fut pris tout-à-coup, au commencement de février, d'une toux sèche accompagnée d'oppression ; râle sibilant expectoration de mucosités filantes, épistaxis, pâleur excessive, affaissement général, sans goût, sans ap-titude pour ses devoirs. Le pouls était dur et fré-quent.

C... se livrait à des manœuvres solitaires qui, en même temps que la croissance, l'auraient bientôt mené à l'abrutissement.

Tout en lui faisant des observations sur les dangers que lui préparaient ses habitudes honteuses, je lui donnai de la Glycérine-proto-iodo-ferreuse : trois cuillerées par jour. — Tisane de fucus crispus.

Aujourd'hui, après un mois de ce traitement, C.... travaille avec zèle, joue avec ses camarades, mange beaucoup, continue de grandir, sans tousser, sans saigner et sans se plaindre.

SIXIEME OBSERVATION.

EMPLOI DE LA GLYCÉRINE PROTO-IODO-FERREUSE.

Mᵐᵉ L.., de S..., 19 ans, tempéramment sanguin, imagination ardente, mariée à 16 ans, mère avant 18 fit une fausse couche vers octobre dernier. — Elle avait toujours eu des règles douloureuses avant son mariage et même jusqu'à sa seconde grossesse. Depuis cette fausse couche, qui l'a retenue au lit trois mois, elle était devenue pâle, apathique, découragée, sans jamais avoir envie de manger, et se plaignait beaucoup de palpitations. Comme elle avait l'habitude de prendre des dragées de lactate de fer de Gélis et Conté, et qu'elle s'en trouvait toujours fort bien, je lui proposai mon Glycérolé de proto-iodure de fer. Elle en prit trois cuillerées par jour, et, au bout d'une semaine, elle se sentit de l'appétit, des forces etc., Voici comment elle s'exprime dans une lettre qu'elle m'écrit :

« . . . . . Je prends toujours ma drogue très-
« exactement et consciencieusement ; je ne bois
« que du vin ; je mange de la soupe souvent
« deux fois ; je ne saurais dire l'activité et la force
« que cela m'a données. — Il est impossible de
« croire ce que je fais ; j'ai une exubérance de vie
« étonnante à voir ; par conséquent, disparition
« complète de battements de cœur. Je ne suis pas
« plus rose pour cela ; il est vrai que je n'en suis
« encore qu'aux 3/4 du flacon. — Je mange avec ap-

« pétit, et mes règles, *pour la première fois*, n'ont
« pas été douloureuses, et, à la suite de mes règles ,
« je n'ai pas éprouvé ma faiblesse ordinaire ; etc. »

Aujourd'hui, 5 mars, après avoir pris 500 grammes de Glycérine à l'iodure de fer, elle m'écrit :
« Qu'elle est parfaitement rétablie et que sa peau à
« recouvré sa première blancheur et sa fermeté. »

SEPTIÈME OBSERVATION.

EMPLOI DE LA GLYCÉRINE PROTO-IODO-KALIQUE

Arsène L., 19 ans, des environs de Chauny, manouvrière, tempérament lymphatique, fut réglée à 13 ans. — Elle apporta en naissant une tumeur au cou, qui ne l'empêcha pas de se développer et de se bien porter jusqu'à l'âge de 17 ans. — A cette époque, les règles se supprimèrent et le cou s'entoura d'un collier de glandes mamelonnées, dures, adhérentes entre-elles par leur base.

Des frictions de pommade à l'iodure de potassium diminuèrent, pour un temps, l'engorgement qui, bientôt, s'accrut dans des proportions effrayantes.

C'est dans cet état qu'elle se présenta à moi dans les premiers jours de Février.

Elle avait la face bleuâtre, les yeux injectés, la voix étranglée, de l'essouflement, de la dyspnée, des palpitations. — Je lui conseillai un régime analeptique, l'usage de la Glycérine proto-iodo-kalique, et la Glycérine avec partie égale du même proto-sel pour frictions sur le cou. — Aujourd'hui

3 Mars, ses règles sont revenues, les glandes fondent ostensiblement, la respiration est libre, et la santé est à-peu-près rétablie.

En présence de ces faits, aucun doute ne peut s'élever à l'égard de l'action curative de la Glycérine iodée et iodurée. Quand au glycérolé proto-iodo-ferreux, on lui reprocherait à tort de laisser au fond de la bouteille un peu de dépôt jaunâtre, puisque, si toutefois il y a des traces d'altération du proto-sel dans le mélange, elles sont inappréciables.

J'ai donc soumis à l'approbation de l'Académie :

1. L'usage de la Glycérine, comme excipient et adjuvant des préparations officinales pour usage *interne*;

2. L'emploi de la Glycérine iodée, comme succédané de l'huile de foie de morue;

3. Et, subsidiairement, je sollicite la consécration de la Glycérine iodée, de la Glycérine-proto-iodo-ferreuse et de la Glycérine-proto-iodo-kalique.

Les propriétés chimico-physiques de nos produits, nous donnent la confiance qu'ils seront jugés favorablement, ne fût-ce que par induction analogique.

M. Landouzy, directeur de l'École préparatoire de Médecine et de Pharmacie de Reims, et membre honoraire de l'Académie de Médecine de Paris, trouve « *notre idée très-bonne*, et s'engage à faire l'essai de nos préparations ». Il a même eu l'obligeance de nous donner les noms de plusieurs médecins des hôpitaux de Paris, afin que nous nous adressions à eux, *de sa part*, pour les prier de faire aussi les mêmes essais.

Si la Commission désigne, de son côte, d'autres médecins expérimentateurs ; sur son avis, M. Cagniart, mon collaborateur, s'empressera de mettre à leur disposition le nombre de flacons qu'elle nous réclamera, et nous serons heureux de savoir nos remèdes en des mains habiles.

En attendant, nous nous en remettons à la conscience éclairée de nos juges.

Lambert-Seron.

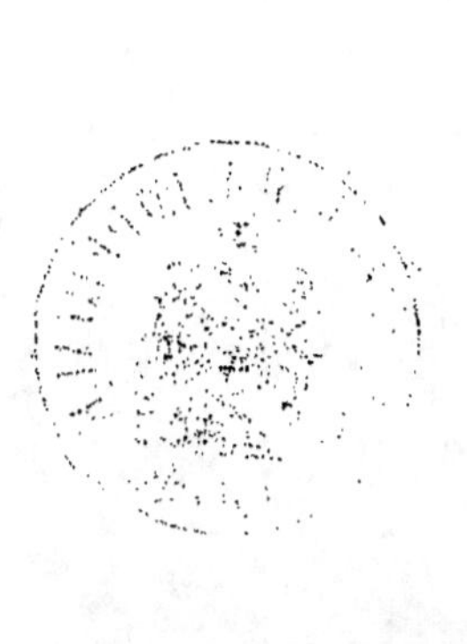